AF495714

Docteur FERNAND BARBARY (de Nice)
Membre correspondant du Bureau International
pour la lutte contre la Tuberculose.
Délégué de la Société de préservation contre la Tuberculose.
Membre correspondant de la Société de Thérapeutique.

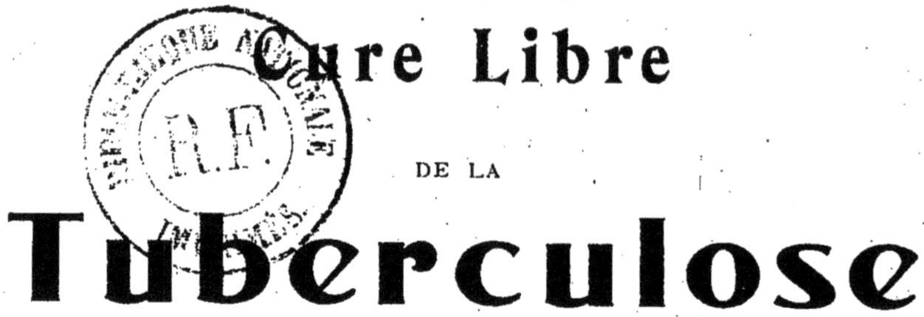

Cure Libre

DE LA

Tuberculose

ET

Climat Méditerranéen

Étude critique des Climats d'altitude & du Climat Méditerranéen.

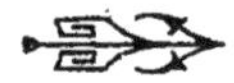

Congrès de Climatothérapie.

NICE
IMPRIMERIE DE LA " COTE D'AZUR SPORTIVE "
Avril 1904

octeur FERNAND BARBARY (de Nice)
Membre correspondant du Bureau International
pour la lutte contre la Tuberculose.
élégué de la Société de préservation contre la Tuberculose.
Membre correspondant de la Société de Thérapeutique.

Cure Libre
DE LA
Tuberculose
ET
Climat Méditerranéen

Étude critique des Climats d'altitude
& du Climat Méditerranéen.

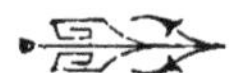 *Congrès de Climatothérapie.*

NICE
IMPRIMERIE DE LA "COTE D'AZUR SPORTIVE"
Avril 1904

Cure libre de la Tuberculose et Climat Méditerranéen

I

Pour avoir assisté aux Congrès spéciaux de ces dernières années, pour avoir parcouru les bulletins des sociétés savantes, pour avoir écouté les polémiques d'auteurs réputés, dans des réunions plus ou moins publiques ; si, en 1904, j'étais *tuberculeux* je me croirais *perdu*.

Ecoutant les partisans du sanatorium, irai-je faire la cure fermée sous la sévère discipline d'un maître réputé ?

Imbu des idées de liberté, préférerai-je le home-sanatorium des bords de la Riviera ?

Autant de questions complexes, cependant qu'en mon poumon, les lésions s'agrandissant, élaboreraient les toxines qui peu à peu me tueraient.

Les Congrès ont ceci de très particulier c'est qu'on y *discute* beaucoup, sans jamais *conclure*.

Devant les contradictions de savants probablement convaincus, je ne saurais à qui je dois donner ma préférence, ou aux régions couvertes sous un manteau de neige, ou aux pays enchanteurs baignés par le soleil. Nombreux sont ainsi les tuberculeux qui, perdant la foi en la science incertaine, errent à la recherche du climat le plus sûr, où, de mourir en paix, ils aient la liberté.

La question de la tuberculose est certes, entre toutes les questions médicales modernes, celle où l'on rencontre le plus de controverses. On dirait d'un champ clos, où, d'illustres maîtres, prennent plaisir à entrer en lice. Ils y luttent avec des arguments aussi courtois qu'acerbes pour y détruire, à grand fracas, une théorie toute fraîche éclose et y construire, sur des ruines, une théorie tout aussi chancelante.

Que le tuberculeux devienne l'hôte d'un sanatorium, ou qu'il préfère la cure libre à domicile, peu nous importe. Nous nous refusons à prendre part à des polémiques qui soulèvent des questions plus ou moins intéressées, sans les trancher.

Le bon sens, aidé de la pratique journalière, donne une franchise suffisante pour permettre de déclarer que la cure au *sanatorium* et la *cure à domicile* peuvent être *aussi efficaces* l'une que l'autre ; mais à l'***unique condition*** de réunir, les deux facteurs suivants, un ***médecin convaincu*** et un ***climat favorable.***

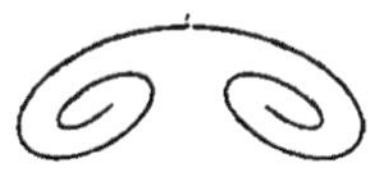

II

Existe-t-il un climat idéal pour le tuberculeux ?

Le problème du climat idéal pour le tuberculeux fut posé bien avant celui de la cure libre ou fermée de la tuberculose. Depuis 1851 jusqu'à notre époque, la littérature médicale abonde en articles sur l'importance du climat dans le traitement de la phtisie pulmonaire. Brehmer en 1859, fondant le sanatorium de Gorbendorf, croyait qu'une *zone particulière d'altitude conférait l'immunité à la phtisie.*

En 1862-63, Spingler et Ungarn émettaient à propos de Davos leurs opinions sur les climats de montagnes (utiles même durant l'hiver). Bennet de 1870 à 1874 déclarait : « *que ce qu'il faut au phtisique c'est non seulement l'air le* « *plus hémotosant mais encore une température chaude pour* « *qu'il puisse chaque jour quitter sa demeure* ». Bennet ébranlait la croyance à la soi-disante immunité procurée par les altitudes élevées. Les discussions s'ouvraient alors entre les partisans de climats d'altitude et les partisans du climat chaud maritime.

En 1888, une thèse de Jacobi, un travail de Grancher et d'Hutinel montre que : « *La bactérie tuberculeuse est un parasite que l'homme transporte avec lui partout où il pénètre. Partout où il vit, elle peut vivre et pululer* ».

En 1888 également, Dethweiller, au sanatorium de Falkenstein, fondé en 1876, obtenait de très beaux résultats et son établissement à Frankfort sur le Mein n'était qu'à 400 mètres d'altitude. De 1888 à 1889, c'est la vogue de la cure fermée. Knopf, Sabournin, L. Petit sont les partisans de ces théories : « *que le séjour au sanatorium est la première condition de guérison du tuberculeux ; le climat est secondaire* ». Chïaïs, au troisième congrès de la tuberculose, réclame un climat spécial ayant une moyenne de température de 10 à 12° et une atmosphère dans laquelle la tension de vapeur d'eau se maintient supérieure à 5 millimètres.

D'Aremberg enfin adopte la méthode qui consiste à envoyer le tuberculeux l'hiver dans le midi et l'été dans la montagne.

Dans son livre « *La curabilité et le traitement de la phtisie pulmonaire* » 1881, le professeur Jaccoud, en France, s'était fait le champion des climats d'altitude dans la cure de la tuberculose. Dans un article de « La Semaine Médicale 1894 » reprenant le même sujet il divise nettement le problème du climat en deux questions :

1° *Le climat, quel qu'il soit, a-t-il une action spécifique curative sur le tuberculeux ?* NON.

2° *Tous les climats sont-ils égaux devant la phtisie ?* NON ENCORE ; et ici se place cette déclaration complémentaire de M. Jaccoud, que nous tenons à mettre en lumière : « Les climats d'altitude offrent aux individus « atteints de tuberculose le milieu le plus favorable pour « la guérison ***toutes les fois que des contre-indications tirées de « l'état général du mode réactionnel du phtisique, de l'étendu de « ses lésions ne viennent pas s'opposer à ce séjour des hauteurs*** ».

Nous verrons que ces contre-indications sont tellement fréquentes que la cure d'altitude devient impossible.

L'avocat de la méthode va devenir en même temps ministère public, et semblable à l'épée de Monsieur Prudhomme, ses arguments qui pouvaient défendre la cure d'altitude vont au besoin la combattre. Nous citerons textuellement ses arguments, pris dans les leçons cliniques du professeur Jaccoud.

« *Que l'on songe en outre aux effets multiples, aux risques éventuels des températures basses et l'on ne sera nullement surpris du nombre des contre-indications qui dans les réalités de la pratique interdisent le séjour dans les altitudes extrêmes, bien que l'efficacité tonique demeure toujours entière et supérieure*

« Je dois signaler avant tout certaines conditions indépendantes à la phtisie, qui, en toutes circonstances et par elles-mêmes, s'opposent au séjour dans les hauteurs élevées.

C'est dans l'ordre *physiologique*, le tempérament nerveux porté au degré de l'exitabilité et de l'éréthisme.

Ce sont, dans l'ordre *pathologique*, les maladies du cœur et des vaisseaux, la disposition à l'hémophilie, l'emphisème pulmonnaire étendu, et l'asthme, celui-là du moins dont les accès renaissent plus fréquents et plus forts dès que le malade s'élève quelque peu au-dessus de sa résidence ordinaire.

Des contre-indications tirées de la phtisie elle-même, viennent ensuite ; la forme de phtisie que j'ai maintes fois décrite, dit M. Jaccoud, sous le nom de forme pneumonique, exclut sans réserve toutes les stations élevées du moins pour l'hiver.

L'opportunité d'un séjour estival dans ces localités pourra toutefois se présenter si la chronicité secondaire de cette forme persiste sans interruption depuis plusieurs mois, et si les foyers pneumoniques complètements éteints et stationnaires ne montrent à leur périsphérie aucune trace de fluxion active. Dans la forme commune de la phtisie, c'est le mode réactionnel qui devient le critérium fondamental ; les altitudes des stations suisses conviennent aux individus à réaction torpide ou indifférente et suivant que la torpeur est plus ou moins absolue, suivant que l'absence de toute période aigüe dans l'évolution de leur maladie est plus ou moins complète, on utilisera les stations extrèmes comme Arosa, St-Moritz ou Samaden ; ou bien les stations relativement inférieures de Wiesen et de Leysen.

En revanche, toutes ces résidences sont contraires, quel que soit d'ailleurs l'état local aux individus excitables, à réactions vives, à tous ceux en un mot, qui présentent l'une quelconque des modalités comprises sous la réaction floride ou d'éréthisme. Les altitudes sont également contre-indiquées dans les cas fébriles d'emblée dont la fièvre dure, ainsi que dans les cas à fièvre plus tardive, dans lesquelles la fièvre présente le type rémittent et le conserve malgré une intervention thérapeutique bien dirigée.

L'étendu des lésions pulmonaires lorsqu'elles sont assez profondes pour supprimer une portion notable de la surface de l'hematose rend le séjour dans les altitudes extrèmes, impossible. Dans ce milieu raréfié l'hématose serait insuffisante et le patient serait infailliblement en proie à une dyspnée permanente. Une contre-indication positive est fournie par la phase consomptive de la maladie ; que cette phase soit précoce ou tardive, peu importe, elle exclut sans réserve les climats d'altitude.

« Il résulte de cet exposé, dit le professeur Jaccoud, que les stations d'altitude conviennent aux phtisiques à réaction torpide et indifférente, dont la maladie d'allures chroniques a évolué sans épisodes aigus notables ou fréquents, dont les lésions sont circonscrites. qui ne présentent aucune détermination sérieuse sur le larynx, l'intestin, ou les reins, et qui sont encore éloignés de la phase consomptive. En ces conditions bien définies, cette méthode de traitement ne trompera pas l'attente du médecin ; elle est supérieure à tout autre par la puissance curative et le résultat est d'autant plus prompt, d'autant plus solide, que la maladie est moins avancée et moins ancienne. »

La conclusion de M. Jaccoud, dans laquelle il résume son long plaidoyer, n'est-elle pas, comme nous le disions plus. haut, la ***condamnation de la méthode qu'il pensait défendre ?*** A vrai dire le maître n'avoue-t-il pas que ***seuls quelques rares, bien rares tuberculeux peuvent profiter des bienfaits très dangereux de la haute montagne.***

Les candidats à la cure d'altitude doivent être, déclare-t-il, des tuberculeux sans fièvre, dont la maladie a évolué sans épisodes aigus notables ou fréquents, dont les lésions sont circonscrites sans détermination sérieuse du larynx, avec un tube digestif ou des reins fonctionnant bien.

Ces tuberculeux, du dessus du panier, nous paraissent fort peu malades et la cure d'air de la fenêtre de leur logis eût été presque suffisante pour des voies respiratoires aussi peu compromises. ***Les tuberculeux de cette catégorie font l'injure au médecin de guérir sans ses soins.***

Il est banal de répéter que les tuberculeux sont presque toujours porteurs d'affections surajoutées à l'infection par le bacille de Kock ; chez la plupart d'entre eux la dyspepsie, les entérites sont fréquentes, d'autres ont de la laryngite chronique, d'autres par poussées de la bronchite, voire de la pneumonie. Le cœur lui-même présente de la dilatation du côté droit chez des tuberculeux atteints de phtisie fibreuse, ainsi que l'ont montré Bouchard et Balthazar (Académie des sciences, 2 février 1903). Voilà la vérité telle qu'il faut l'envisager sans oublier enfin que la *tuberculose est une maladie à étapes et que les formes torpides, les seules en somme que pourrait défendre M. Jaccoud, peuvent devenir actives à la suite d'une bronchite, d'une pneumonie intercurrente, toujours à craindre avec les risques éventuels des températures basses, pour employer les expressions même du Maître.*

Peut-être paraîtra-t-il bien téméraire que notre jeune expérience ose entrer en lutte avec le maître vénéré qu'est M. le professeur Jaccoub. Bien que, lors de voyages en Suisse, en Angleterre, lors d'une mission en Belgique, nous ayons pu observer ce que nous avançons, encore pourrions-nous ressembler à ces enfants terribles qui battent leur nourrice. Ici l'enfant mauvaise tête à des parrains qui se nomment MM. les professeurs Huchard et Landouzy, leurs écrits, leurs opinions serviront, de circonstances atténuantes à notre audace.

C'est à M. le professeur Huchard, et, dans la suite, à M. le professeur Landouzy que revient le mérite d'avoir lutté contre l'engouement des altitudes. « Je « n'ignore pas, déclare M. Huchard, dans une remar- « quable leçon à l'hôpital Necker, que je vais me heurter à « de grands intérêts dont l'âpreté pardonne difficilement « une intervention inopportune pour eux.

« N'importe, la vérité avant tout, je vous la dois, je « vous la dirai, toute entière dans votre intérêt et surtout « dans l'intérêt des malades. Je me demande dans quel « but Benche a entrepris de fonder naguère un sanatorium « dans la mer du Nord à l'île de Nordensey, non loin de « contrées marécageuses et malsaines.

« Les pauvres et crédules malades ne succombent pas « à la phtisie, c'est entendu, ils n'y meurent que de froid, « chose très consolante. Et voilà où mènent les théories « ébauchées, les régions nuageuses où la pratique médicale

« ne devient plus qu'un vain mot. Si Montaigne pouvait « revivre il dirait encore que certaines médecines ne sont « bonnes qu'à rendre la santé malade. *Les climats d'alti-* « *tude moyenne sont les seuls, déclare le professeur Huchard,* « *qui peuvent fournir tous les éléments nécessaires à une* « *bonne hygiène* ».

Vous préférerez aux pays de montagnes froids les pays de montagnes chauds qui n'exposent pas aux bronchites, aux pleuro-pneumonies intercurrentes, qui sont moins capables de changer une phtisie torpide en phtisie éréthique ou fébrile ; le professeur Huchard préconise les altitudes moyennes variant de 350 à 800 mètres.

M. le professeur Landouzy, au congrès de Berlin 1899, donnait sa préférence au home-sanatorium ensoleillé des bords de la Riviera.

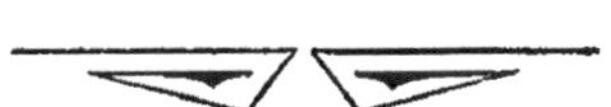

III

Confusion entre la simple cure d'air et la Climatothérapie

Nous venons de montrer toutes les phases par lesquelles est passée la question du climat préférable pour le tuberculeux. A vrai dire et pour parler en toute franchise, nous croyons qu'on ***peut guérir de la tuberculose dans tous les pays***, et nous nous inclinerions volontiers devant les partisans de la cure d'altitude si nous ne pensions pas que depuis très longtemps une *confusion regrettable s'est faite dans les esprits entre la simple cure d'air et la climatothérapie*.

LA CURE D'AIR est un élément indispensable, mais ne représente qu'un des facteurs de la climatothérapie; la cure d'air peut se faire sous tous les climats, mais *seule* elle ne *suffit pas* au traitement des tuberculeux.

Le tuberculeux transporté loin des siens, au sommet des montagnes neigeuses, peut certes, dans sa solitude, rencontrer le calme qui convient à une cure de repos. Il pourra, les fenêtres ouvertes, frissonnant sous ses vêtements entassés, respirer l'air vivifiant des montagnes. Les microbes n'existent pas dans les altitudes, à moins qu'on ne les y porte; mais la congestion guette les fiévreux, la tristesse inhérente à la solitude déprime le moral de l'exilé plongé dans la neige et les brumes.

Au facteur *cure d'air*, ajoutez les facteurs: *soleil, lumière température douce*, et vous constituerez la CLIMATOTHERAPIE. La montagne, les pays froids ne donneront la possibilité de sa pratique qu'en les très rares journées arrachées à la saison d'été. Seuls les pays favorisés de la nature permettront de faire la *climatothérapie* quotidienne indispensable pour mener à bonne fin le traitement d'une maladie de longue durée, à étapes, comme la tuberculose.

« Ce qu'il faut au physique, c'est non seulement l'air le plus

hématosant, mais encore une température assez chaude pour qu'il puisse chaque jour quitter sa demeure. »

Cette phrase exprimée avec reconnaissance par Bennet, arrivant moribond et exerçant ensuite la médecine sous le climat méditerranéen qui l'avait sauvé, doit être l'*expression même des théories émises en ce congrès sur la climatothérapie antituberculeuse.*

Personnellement, nous venons simplement montrer les résultats heureux que le praticien peut, au jour le jour, obtenir dans la cure du tuberculeux à domicile, sous le climat méditerranéen.

Nous sommes demeuré en rapport de près ou de loin avec le plus grand nombre de nos malades. Le climat méditerranéen après avoir arrêté la marche aigüe de la maladie en a fait des êtres qui vivent de la vie commune. Quelques-uns dirigent des entreprises qu'ils avaient dû abandonner. Nous n'avons basé notre modeste expérience que sur les observations que nous avons pu suivre plusieurs années.

Produire des statistiques de tuberculeux guéris après quelques mois, c'est faire preuve de coupable complaisance ou d'ignorance.

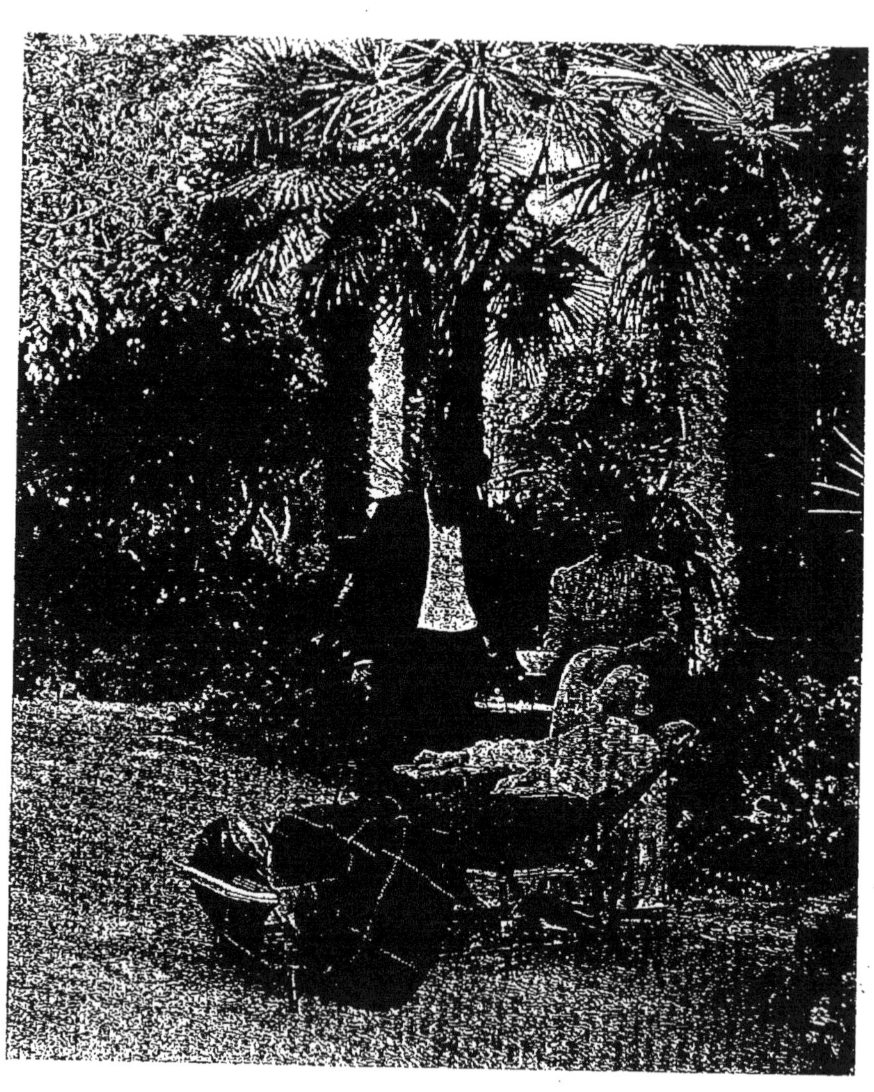

Cure d'air dans un jardin de villa à Nice

IV

Mise en pratique de la tuberculose sous le climat méditerranéen

La cure de la tuberculose sous le climat méditerranéen peut se diviser en *deux parties* :

1° La pratique de la *climatothérapie propre au climat méditerranéen* ;

2° L'*Hygiène thérapeutique, commune* à tous les climats.

La pratique de la *climatothérapie* comprend :

La cure d'air.

La cure de repos.

La cure de soleil.

Aux prétuberculeux, aux tuberculeux au début, le climat méditerranéen offre la ressource unique de la vie au grand air, où, sous une température douce, au milieu d'une végétation verdoyante, le malade au début peut, demeurant libre, conserver l'illusion de la santé ; se mêler à la vie commune, sans toute fois se livrer à aucune fatigue.

Le léger exercice au grand air n'est pas sans importance pour un malade, chez qui le moral, et partant l'ennui peut jouer un rôle des plus funestes ; à ces malades peu atteints, nous avons recommandé de courtes promenades, quelques fois en voiture, de préférence à pied et entrecoupées d'arrêt. Les sorties doivent avoir lieu de préférence, entre 10 heures et midi, le matin ; entre 1 h. 1/2 et 3 h. 1/2 dans les journées d'hiver. Le malade bien discipliné n'abusera pas de ses forces et ne s'exposera pas aux refroidissements brusques qu'entraîne l'abaissement de la température entre 4 et 5 heures. Le tuberculeux ambulant, qu'on nous permette cette expression, pourra toujours joindre à sa cure d'air un élément, ici développé dans toute sa puissance, LE SOLEIL.

Dans son très intéressant travail sur la cure solaire de la tuberculose pulmonaire, le docteur Malgat, parlant du climat de Nice dit : « En réalité notre climat vaut surtout par sa lumière intense ; loin de moi qu'il faille mépriser les indications fournies par la température, la pression de l'air la tension de la vapeur d'eau, l'humidité relative, la rose des vents, le régime des pluies, les abris naturels, qui nous entourent, la flore qui croît en pleine terre, l'état général du sol ; un climat est un composé de facteurs divers qui se tiennent entre eux, comme les chaînons d'une même chaîne et l'intensité de la lumière n'est que l'un de ces chaînons, probablement le plus robuste.

Le *soleil*, rare sous les autres latitudes, exerce ici son action bienfaisante toute l'année. Au malade fébricitant, le climat méditerranéen offre les meilleures ressources. Ceux-là ont aussi besoin de lumière, de soleil, d'air et surtout de repos. C'est pour ceux-là surtout que la Riviera offre l'avantage unique du home-sanatorium. »

Dans un pavillon clos, entouré de fleurs, inondé de soleil ou dans un appartement bien exposé, pourvu d'un balcon où sera placée une chaise longue ; au sein d'une nature riche et gaie, au milieu de parents, d'amis heureux de sa joie, le malade repris de l'espoir de vivre pourra mieux, qu'en un lointain et triste pays, faire sa cure d'air de repos et d'alimentation.

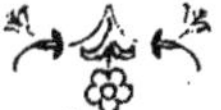

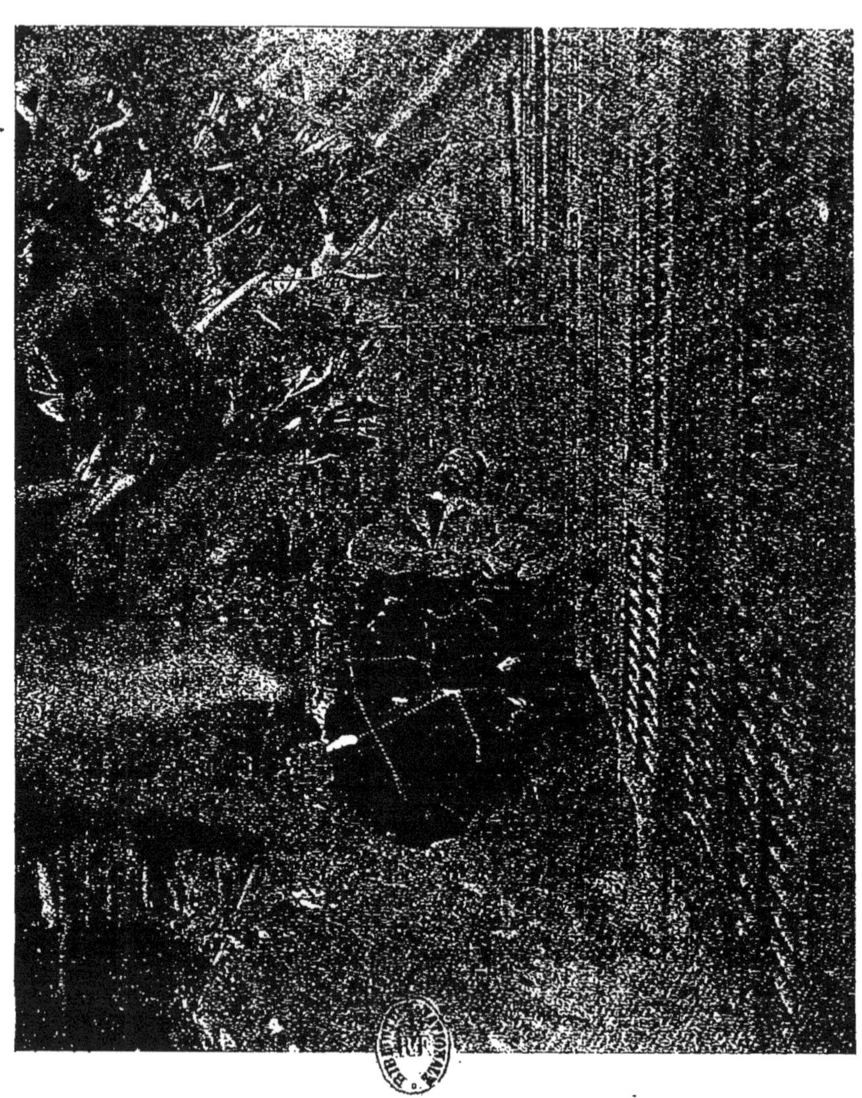

Cure d'air sur un balcon du Littoral Méditerranéen

V

Critiques faites à la cure libre de la tuberculose sur la Riviera

Les avantages fournis par le climat méditerranéen dans le traitement de la tuberculose pour évidents qu'ils soient ne sont pas cependant sans avoir donné lieu à bien des controverses.

Discuter est toujours permis, mais les arguments de la discussion doivent toujours aussi, demeurer courtois ou tout au moins le paraitre. C'est par des faits et non par des mots, c'est en nous appuyant sur l'autorité des maîtres, et sur notre propre et modeste expérience que nous avons essayé de réfuter les théories émises sur les cures d'altitude. Aussi n'est-ce pas sans un profond étonnement que nous avons pu lire dans un ouvrage, au reste des plus remarquables, sur la *prophylaxie* de la *tuberculose*, toute une diatribe *virulente* contre la cure de la tuberculose sur la Riviera ; *Knopf*, dans son ouvrage : *Les Sanatoria* (1900), s'exprime ainsi : « J'ai visité Nice, Cannes, Monte-Carlo, etc., j'ai vu des tuberculeux à tous les degrés de la maladie se promener partout, cracher à terre. se mêler à la foule dans les casinos, où la poussière est incessamment soulevée. Beaucoup s'asseyant à la table de jeu, restant là jusqu'à minuit et plus, fumant des cigarettes et respirant dans la plus malsaine des atmosphères. Souvent ils changent leur station pour une autre, car ils ne se trouvent pas mieux et ils accusent leur médecin de les avoir envoyé dans un climat qui ne leur apporte aucun soulagement. A chaque nouvelle station les mêmes errements recommencent jusqu'à une heure où le phtisique s'arrête pour mourir. Il y a même des stations hivernales où le malade peu gravement atteint, en apparence, se croit autorisé à aller au bal ou au moins à prendre part aux petites réunions de danse arrangées plusieurs fois par semaine au casino ou ailleurs. Dans le tourbillon du plaisir, le candidat à la phtisie oublie qu'il se trouve dans l'atmosphère la plus malsaine, surchauffée et pleine de poussières, et qu'il se livre à un exercice absolument dangereux pour sa santé. *Telle est la vie du tuberculeux dans les stations hivernales, il vit à sa guise et selon ses fantaisies,* s'il ne commet pas d'imprudence en cherchant le plaisir, il en commet souvent par les tours de force qu'il fait pour guérir ; il gravit des montagnes, court les chemins, etc.

Et pour conclure Knopf ne craint pas d'ajouter que pour un phtisique en voie d'évolution le traitement *dans les stations libres est illusoire.* »

Pouvait-on ne pas profiter du premier congrès de climatothérapie français pour répondre du tac au tac à de telles affirmations ! Ainsi donc parce que au hasard de son séjour sur la Côte d'azur, M. Knopf a pu rencontrer des malades toussotant ou crachant, en des lieux de plaisir à eux défendus, il s'ensuit *que le climat de la Riviera ne vaut rien, il s'ensuit que les médecins du littoral méditerranéen sont coupables de négligence ?* A vrai dire un pareil langage est bien léger, il faut ne pas connaître les malades pour ne pas songer un moment qu'il est parmi eux des *indisciplinés*, des *insoumis*, échappant à toute surveillance. Ces malades se *refuseraient* à l'isolement du sanatorium, comme ils se refusent au régime plus doux d'une cure libre. Généralement, anciens viveurs non convertis, ils brûlent leurs dernières forces aux étapes finales de leur maladie. La lutte devenue impossible, ils s'arrêtent et font appeler trop tard le médecin. Il existe encore une classe de malades que l'on voit avec étonnement vivre d'une vie parfois agitée, toujours contraire à leur état de santé ; nous voulons parler de ces *ignorants de leur mal*, qui ne se croient atteints que d'une bronchite négligée, de catarrhes, suivant leur expression. Plusieurs fois personnellement nous avons été appelé auprès de pauvres malades qui, porteurs de cavernes, *s'étaient refusés* jusqu'alors à tout traitement. Parmi ces derniers, l'un avait été envoyé à Nice pour se remettre des suites d'une *prétendue grippe* que le soleil et la distraction devaient enrayer complètement. Deux autres *soi-disant atteints de fièvre intermittente* prenaient pour tout traitement des doses élevées de quinine. Des *erreurs de diagnostic* étaient ici la cause de leurs négligences.

Insouciants de leur maladie ou ignorant leur véritable affection tels sont les malades qui forment la classe de ceux que l'on voit dans toutes les stations, vivre par erreur, de la vie des valides et des forts. Un peu plus de réflexion eût permis peut-être à l'auteur des *Sanatoria*, d'être moins injuste envers les climats méditerranéens et envers les médecins qui y exercent.

Une simple enquête auprès de ces derniers eût fait vite dissiper un facheux malentendu.

A la suite de notre mémoire, on trouvera bon nombre d'observations, *types* choisis parmi celles que nous avons recueillies dans notre *pratique de 8 années*. Tous nos malades ont été disciplinés avec fermeté : la volonté du médecin doit être absolue et sans aucune faiblesse devant les exigences de ceux qui se confient à ses soins. Plusieurs de nos malades étaient porteurs d'affections qui pouvaient compliquer leur état morbide. Plusieurs, par exemple, présentaient des lésions du cœur, d'autres étaient syphilitiques. L'expérience nous a prouvé qu'en donnant aux malades des notions d'hygiène spéciale, on arrive à les rendre dociles et prudents.

Influence du climat marin

L'influence des climats marins a été l'objet de bien des discussions dans l'étude de la climatothérapie sur les bords de la Riviera. Ce sujet ne nous tiendra pas longtemps. Au congrès de Biarritz, 1903, dans leur rapport, sur les effets du climat marin et les bains de mer sur les phénomènes intimes de la nutrition. Albert Robin et Binet disaient : « Le climat marin n'est pas curatif de la phtisie pulmonaire». Les cliniciens sont d'accord sur ce point, l'étude de la nutrition nous en dit le pourquoi. Cependant certaines stations marines sont favorables aux tuberculeux ; ce sont celles qui ont des éléments sédatifs du climat marin, la stabilité de la température et de la pression, et sont protégées contre les éléments stimulants ; le froid, le vent,

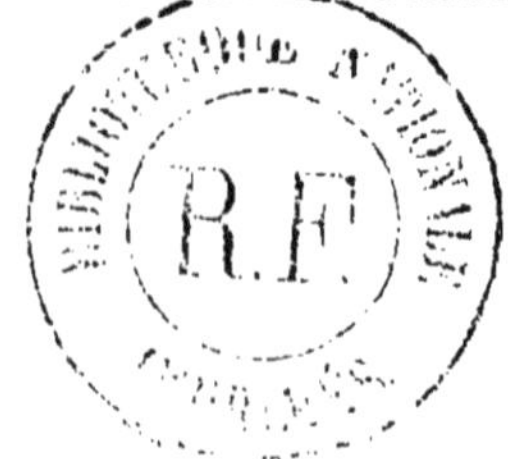

la lumière, etc. Ce sont, en un mot, celles qui ont le moins le climat marin.

La Méditerranée n'est guère sujette, du moins sur nos côtes aux orages violents, les marées sont à peine perceptibles ; il en résulte que les stations placées sur ses bords peuvent rentrer dans l'ordre de celles que MM. Robin et Binet regardent comme favorables aux tuberculeux.

Sur les bords de la Riviera, comme ailleurs, à la climatothérapie viennent s'associer les deux éléments du traitement des tuberculeux, nous voulons dire :

1° L'*hygiène propre à tous les tuberculeux* ;

2° La *thérapeutique appropriée à chacun d'eux.*

Hygiène du Tuberculeux

L'hygiène du tuberculeux peut être aussi sérieusement surveillée sur les bords de la Riviera que dans tout autre climat. Dans l'hygiène du tuberculeux, nous avons à envisager :

1° L'*hygiène de l'individu* ;

2° L'*hygiène de son habitation.*

L'hygiène de l'individu réuni en un *Tableau-Régime*, donné à chacun de nos malades, comprend : Les soins de propreté, les grands bains, les frictions d'alcool, les lavages à eau de savon, les gargarismes prophylactiques au menthol, l'usage des crachoirs, la surveillance du tube digestif qui permet de ne pas appliquer comme une loi la suralimentation.

Nous avons déjà indiqué que dans un mémoire (Académie de Médecine, mai 1903), que pour guérir un tuberculeux, l'*examen de son tube digestif est aussi utile que l'examen de ses poumons.*

Chez tous, sains ou dyspeptiques, nous avons par des lavages intestinaux, par des purgatifs salins, assuré l'asepsie et le fonctionnement de l'intestin.

Nous avons en somme essayé de mettre en pratique cette formule applicable réellement aux tuberculeux. Connaître l'estomac de chacun d'eux, et les nourrir en leur fournissant la dose maxima capable d'être assimilée.

On nous excusera d'avoir insisté sur notre manière de faire au point de vue alimentation, mais M. Knopf ne prétend-il pas que sur la Riviera « *à table, le tuberculeux mange mal, où se nourrit de mets dont il devrait s'abstenir* ».

L'hygiène *du logis* vient ensuite. Que leurs ressources leur permettent d'avoir une villa avec un vaste jardin, ou les obligent à se contenter d'une large chambre propre et aérée, tous les malades ont besoin de conseils sur leur vie dans leur logis.

La cure d'air et de repos *des alités* dépend de beaucoup, de leur installation. Le moins de rideaux possible, le strict nécessaire comme mobilier. Si l'élégance mondaine oblige certains milieux à s'entourer de bibelots et de tentures, la simplicité la plus rigoureuse peut toujours régner, dans une chambre à coucher. Le lavage du plancher pourvu de préférence de linoleum, constitue chaque matin, la meilleure prophylaxie des poussières. Nous recommandons les fenètres largement ouvertes pendant les heures de soleil, entr'ouvertes durant la nuit, alors qu'un paravent peut encore protéger le malade dans son lit. Au besoin un très bon feu de bois évite les températures trop basses pour un tuberculeux qui transpire dans des accès fébriles.

A l'hygiène du logis se rattache la question de la *désinfection* des locaux d'habitation.

L'argument des *locaux contaminés* est un de ceux sur lequel se basent surtout les ennemis de la Rivièra, pour décrier nos stations hivernales. Ce que nous pouvons affirmer, c'est que nous avons toujours fait procéder à la désinfection des locaux habités par des tuberculeux.

Pour arrêter une fois pour toutes, les insinuations malveillantes et intéressées, entreprises contre nos stations, nous ne voyons qu'une arme efficace : la *mise en pratique d'une façon méthodique de la désinfection de tout local devenu vacant.* Nous nous expliquons : En faisant une *loi d'exception*, ayant trait seulement aux locaux contaminés par la tuberculose, on *marque à l'index*, tel ou tel logement ou immeuble et par suite on jette un discrédit sur le local désigné. *En désinfectant, sans exception, tout logement ou immeuble devenu vacant, on prend une mesure générale d'hygiène publique, on assure sans en parler, et sous le couvert d'une coutume locale, des plus louables pour une municipalité, la prophylaxie de la pire des maladies.*

Hygiène thérapeutique

Certains thérapeutes nettement hygiénistes déclarent que la tuberculose est curable par ***les seules règles de l'hygiène,*** la cure d'air, le repos, la suralimentation. Nous sommes persuadés que la cure hygiénique et la climatothérapie ne doivent *jamais se séparer d'une cure thérapeutique.* Des faits observés par nous, chaque hiver, nous permettent d'avancer qu'il est peut-être coupable de regarder les tuberculeux à formes torpides comme des tuberculeux qui peuvent guérir par la cure hygiénique seule. La grippe en particulier entraîna des complications graves chez les malades qui, selon leur expression, venaient à Nice pour s'y reposer et n'avaient jamais été soumis à une cure thérapeutique anti-tuberculeuse.

Ce congrès ayant en vue l'étude de la climatothérapie, nous ne pouvons nous étendre sur les agents thérapeutiques employés par nous, nous sortirions du sujet ; qu'on nous permette cependant de dire que nous avons essayé de mettre en œuvre un traitement rationnel simple, s'attachant *non pas à la maladie dite tuberculose*, mais *à des malades dits tuberculeux*, ***chaque tuberculeux*** ayant un ***type médical*** bien à ***lui*** et partant un traitement ***très personnel.***

L'évolution de l'***infection tuberculeuse varie*** avec ***chaque tuberculeux.*** Les expériences de Robin et Binet sur la deminéralisation organique ont ouvert des horizons nouveaux sur le traitement de la tuberculose.

Nous avons donc d'une façon générale essayé de remplir ***trois indications :***

1. Poursuivre la *défense du terrain*, lutter contre la ***déminéralisation.***
2. S'adresser à la *forme propre* à tel ou *tel malade.*
3. Surveiller, soigner au besoin les *affections intercurrentes*, dysepsie, troubles cardiaques, diabète, albuminerie.

Climatothérapie.
Cure hygiénique.
Cure thérapeutique.

Telle est la *triade* des moyens efficaces que l'on peut trouver réunis sous le climat méditerranéen.

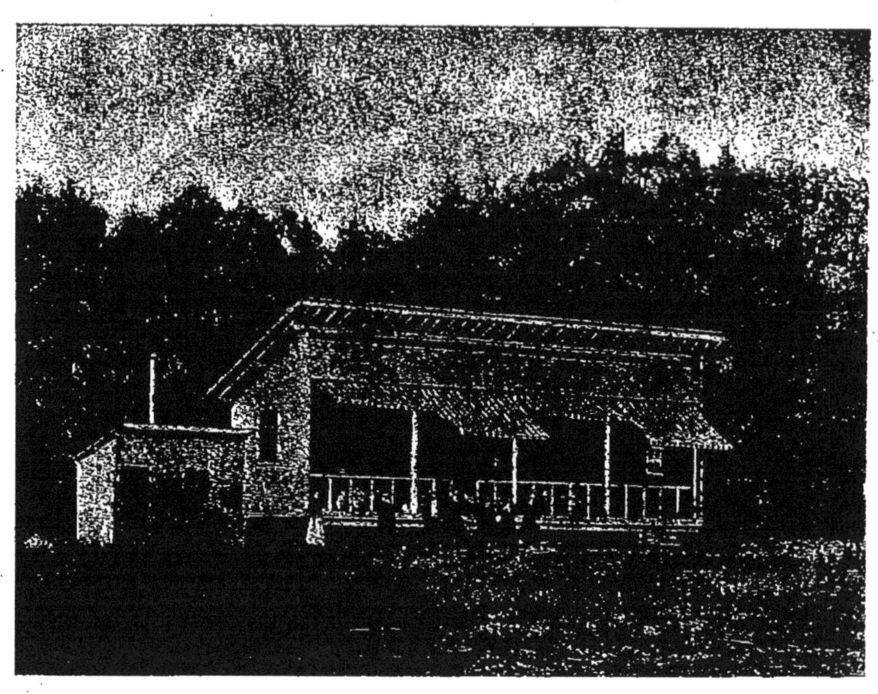

PAVILLON-ABRI pour la cure d'air des malades indigents aux environs de Mons

Les malades fortunés peuvent venir de bien des coins du monde jouir de sa température clémente, de son soleil.

Un desideratum nous semble encore devoir être rempli, celui de procurer aux *déshérités*, aux *malheureux*, leur part de cure bienfaisante.

Dans les Alpes-Maritimes, autour de Nice tout au moins, il nous semble qu'on pourrait organiser des pavillons-abris où les tuberculeux indigents pourraient faire la cure de repos, loin de leur domicile misérable.

L'œuvre admirable des dispensaires, dont nous ne saurions trop louer les bienfaits, aurait ainsi à sa disposition de quoi parfaire son intervention généreuse.

Au cours d'une mission en Belgique, pour l'étude de la prophylaxie dans les centres ouvriers Belges, nous avons vu fonctionner à Mons, grâce à l'obligeance du ***docteur Malvoz, président de la Ligue anti-tuberculeuse Belge*** et au ***docteur Leis, directeur des dispensaires anti-tuberculeux du Hainaut,*** des *pavillons-abris* qui rendaient d'immenses services.

Une convention avait été passée avec les hospices de la ville de Mons, moyennant une légère rétribution, l'administration hospitalisait les tuberculeux pour la nuit et leur donnait les repas du matin et du soir.

Ils étaient logés dans des salles complétement isolées, le matin, un breack venait les prendre pour les conduire au pavillon-abri situé dans un bois aux environs de la ville.

Les résultats obtenus pendant la saison de cure 1902 furent en rapport avec ce qu'on pouvait en attendre ; sur 11 malades, un seul n'en retira que peu d'avantage; sur les 10 autres, 7 furent suffisament rétablis pour reprendre impunément leur travail. Les 3 autres auraient dû pouvoir jouir plus longtemps des bienfaits de la cure.

Cette organisation avait occasionné une dépense globale de 3.903 fr. 52, se décomposant comme suit :

Frais d'alimentation	1900 70
Transport des malades	763 60
Surveillance	209 50
Entretien des malades à l'hôpital	991 25
Divers	39
Total	3903 52

A Mons, la cure d'air ne pouvait se faire sous le pavillon-abri que pendant la saison d'été. De quel profit ne serait-elle pas ici pour les indigents, qui durant toute l'année pourraient profiter de ses bienfaits.

Pour terminer, puisque nous n'avons pas craint de montrer le mal que l'on disait parfois de nos stations hivernales, ne craignons pas non plus de citer les éloges de ses défenseurs, c'est notre droit,

Nous avons plus haut citer la réponse de *M. Huchard* à la symphonie de louanges des climats d'altitude, écoutons maintenant la réponse de *M. Landousy* en faveur des stations hivernales de la Riviera». Toutes ces adjuvances thérapeutiques qu'apportent à la vie de sanatorium le climat hivernal marin, toutes ces adjuvances agissant autant sur le physique que sur le moral de ses malades, le médecin, trouvera à les graduer et les nuancer dans une série de stations, qui ne se pressent nulle part aussi renommées que sur le contre-fort des Alpes-Maritimes.

C'est à *Hyères*, *Cannes*, *Beaulieu*, *Nice* et *Menton* que le tuberculeux trouvera dans une gamme complète, à remplir l'infinie variété des indications thérapeutiques, de quoi réaliser dans son home-sanatorium une cure de repos idéale, sous un ciel lumineux, dans une température douce, en face de la Méditerranée dont on ne se lasse jamais. Là, le tuberculeux trouve dans l'ensoleillement de sa résidence, aussi bien que dans l'air de la mer qu'il respire, et dans le riant de la campagne qui l'entoure, sans excitation, sans fatigue, et sans promiscuités, de quoi se réconforter et tromper son ennui. »

Pour nous, nous pourrions citer bon nombre de tuberculeux venus autre fois à Nice en désespérés et qui, actuellement, dirigent des affaires dans la ville, et y exercent des professions même fatigantes. Certes des journées de bronchite, des poussées d'emphiséme, les obligent à se considérer comme d'éternels convalescents, mais nous affirmons que tous les tuberculeux que nous avons soignés, sans lésions trop avancées, ont pu retrouver une santé assez bonne pour leur permettre de vivre de la vie commune; cela suffit à notre statistique.

Nous croyons devoir déclarer que le climat a été le plus puissant adjuvant de notre cure.

Au dire des maîtres nous avons mêlé notre voix ; si dans le courant de ce mémoire nous avons pu paraitre trop hardi, qu'on veuille se souvenir que notre franchise un peu brutale, allait droit à la recherche de la vérité. Là est notre excuse, persuadé plus que jamais, que dans la seule opinion de Bennet est renfermée toute la conclusion de notre travail.

Et ce qu'il faut au phtisique, c'est non seulement l'air le plus hématosant, mais encore une température assez chaude pour qu'il puisse chaque jour quitter sa demeure.

Nice. Avril 1904.

Dr F. BARBARY.

OBSERVATIONS

Parmi le très grand nombre d'observations recueillies en huit années de pratique de la tuberculose, nous avons pris quelques observations types :

1° Elles ont toutes trait à des malades suivis *durant des années ;*

2° Elles montrent que nous ne regardons pas tel ou tel médicament comme spécifique de la tuberculose, mais qu'il faut ajouter, à l'hygiène commune à tous les tuberculeux, un agent soit anti-bacillaire soit anti-déperditeur propre à *chaque cas particulier* ;

3° Elles montrent que les complications provenant des lésions organiques, cœur, foie : ou d'un mauvais fonctionnement dyspepsie : ou d'affections spécifiques syphilis ; ne s'opposent pas à un traitement de la tuberculose, si le malade est soumis à une surveillance rigoureuse.

4° Elles montrent enfin que l'amélioration ou la guérison s'obtient avec d'autant plus de sûreté, que le malade vit sous un climat tempéré à l'abri des refroidissements et, partant, des poussées congestives.

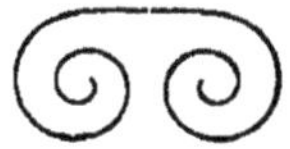

OBSERVATION I

Tuberculose à forme torpide poussée aigüe avec vomique, — Guérison.

Madame D. S., de Genève, 30 ans.

Pas d'antécédents héréditaires.

Jusqu'en 1899, bonne santé apparente, sauf règles douloureuses, troubles dyspeptiques.

En septembre 1899, bronchite puis broncho-pneumonie, la malade a maigri de 12 livres.

En 1900, la malade qui, après une longue convalescence paraissait guérie, a de la fièvre le soir. Peu à peu sueurs, fatigue générale, toux.

En 1900, durant l'hiver, nous voyons la malade pour la première fois. Nous avons été demandé d'urgence auprès d'elle à Nice, où elle est depuis quelques jours.

La malade, nous dit-on, a une nouvelle bronchite. Nous la trouvons assise sur son lit en proie à une dyspnée intense, la température atteint 39, la toux quinteuse s'accompagne de crachats nummulaires purulents fétides et très abondants.

A l'auscultation, nous constatons à gauche en haut, en arrière, des rales humides, un souffle caverneux de l'ogophonie.

En avant, des rales crépitants sous la clavicule. A *droite* des frottements, de la respiration rude.

L'examen des crachats pratiqué les jours suivants donna :

Examen Microscopique : Cellules d'épithélium pavimenteux provenant de la bouche.
Quelques cristaux d'acide stéarique.
Tissu élastique d'origine pulmonaire.
Leucocytes du pus.

Examen Bacteréologique : 4 préparations (2 Erlich 2 Gram).
Résultat positif.
Bacilles de Koch en amas serrés et streptocoques abondants.

Après un traitement de la poussée aigüe par des révulsifs, ventouses, cataplasmes sinapisés, par des solutions à base de Benzoate de soude, oxyde blanc d'antimoine, etc., le traitement de l'affection fut assuré en dehors des soins d'hygiène, de la cure d'air et de repos, par les injections d'huile créosotée au 1/15e à hautes doses.

Le mieux ne tarda pas à se produire. Trois semaines après le début du traitement, sous l'influence du régime alimentaire, de l'hygiène disciplinée, la malade présente moins de toux, de transpiration, de fièvre.

Après deux mois elle put sortir en ville. Elle quitta Nice pour Genève où elle continua à suivre un régime des plus sévères.

L'année suivante Madame D. revint et fut soumise à un nouveau régime traitement. Elle avait considérablement engraissé, la toux avait disparu. L'examen montra une grande amélioration dans les lésions anciennes.

Au sommet gauche, toujours des rales humides, mais le foyer paraissait avoir diminué d'intensité.

A droite, de la respiration rude.

La malade fut soumise à un second traitement par les injections d'huile créosotée. La cure d'air et de soleil, la cure de repos diminuèrent ses poussées fébriles. L'appétit revint peu à peu ; la malade continua à augmenter de poids.

Dans la suite la malade revenue en Suisse nous tint au courant de sa santé. Elle remplaça les injections d'huile créosotée par un mélange d'ichtyol et de créosote pris sous forme de gouttes. Elle put bientôt reprendre son ancienne existence.

Actuellement la toux a complètement disparu ; Madame D. s'occupe de ses affaires. voyage et présente tous les signes d'une bonne santé.

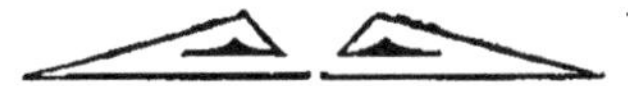

OBSERVATION II

Tuberculose secondaire à une pleurésie purulente avec vomique chez un vieillard de 60 ans, guérison. Le malade a été suivi pendant trois ans.

D., 60 ans. Pas d'antécédents héréditaires.

Jusqu'en 1900 bonne santé, très robuste.

En décembre 1900, malaise général, courbature, toux légère, crachats muqueux, puis muco-purulents, au dire du malade. Après quelques jours, frissons et fièvre. Le malade est traité pour une grippe. Une légère amélioration survient, suivie d'une rechute en janvier 1901, avec congestion à gauche.

En février, état général très mauvais. Le malade a maigri, la toux est de plus en plus fréquente, la respiration difficile.

A ce moment nous voyons le malade pour la première fois et après un examen minutieux nous diagnostiquons une pleurésie interlobaire à gauche.

Une fonction exploratrice nous permet de recueillir un liquide purulent très fétide.

Son examen microscopique donne les globules de pus abondants, des hematies, des amas de staphylocoques pyogènes, des sarcines, des staphylocoques et enfin des bacilles de Koch en petit nombre.

La température atteint 38°, 39° le soir, 37° le matin.

Nous pratiquons une ponction immédiate qui ramène 1/2 litre à peu près d'un liquide semblable à celui de notre ponction exploratrice et nous songions à l'empyème, quand le malade, à la suite d'une vomique, rend une très grande quantité de liquide purulent.

Nous faisons prendre chaque jour en deux fois 24 gouttes d'un mélange représentant 0,40 centigrammes d'ichlyol et 0,20 centigrammes de créosote.

Nous donnons de la quinine et du salol. Nous augmentons progressivement les doses de la solution Ichlyol et créosote. Nous faisons de la révulsion par les pointes de feu et les ventouses.

Nous tonifions puis alimentons de plus en plus le malade, gros mangeur en temps ordinaire, tout en surveillant son tube digestif.

Peu à peu les crachats deviennent muco-purulents puis serés, les forces se relèvent, la température s'abaisse.

Après deux mois, à l'auscultation, on constate des frottements très limités au foyer de l'ancienne pleurésie interlobaire à *gauche*.

A droite, l'air passe sur toute la hauteur. La toux est encore fréquente, expectoration muqueuse, des transpirations, température légèrement au-dessus de la moyenne, le soir : amaigrissement.

Nous conseillons de continuer le régime hygiènique et thérapeutique et un séjour à la campagne.

Cinq mois après nous revoyons le malade. Il se plaint encore de tousser fréquemment, il respire difficilement.

A *l'auscultation* à gauche, légère matité, rales fins et crépitants et rales humides. Nous conseillons le repos et la cure d'Ichyol et créosote.

En février, nous sommes demandé d'urgence un soir, le malade a eu une hémoptysie très abondante.

Quelques jours après le traitement du symptôme hémoptysie, nous soumettons M. D. aux injections de cacodylate de gaïacol tous les deux jours.

En même temps repos, cure d'air, alimentation, hygiène individuelle.

Au début du traitement, fin février, on constatait :

A gauche, en arrière un foyer limité en haut par la partie moyenne de l'omoplate, en dedans par le bord vertébral en dehors, se propageant jusque dans le creux axillaire.

Au niveau de ce foyer rales crépitants et rales humides, respiration soufflante, légère matité.

Expectoration abondante, crachats muco-purulents contenant des bacilles de Kock.

Les injections de cacodylate de gaïacol, commencées le 5 février sont continuées tous les deux jours jusqu'en juin avec des périodes de repos.

Gargarismes antiseptiques.

Révulsifs par les pointes de feu.

Alimentation abondante très bien tolérée.

Au mois de juin, le malade a augmenté de 2 kilos.

La toux a disparu.

La respiration est facile.

A l'auscultation, matité, frottements.

Etat général bon.

L'amélioration persiste et l'été le malade va à la Bourboule où il fait un traitement sous la direction du docteur Sersiron.

L'année suivante le malade, toujours mieux, fait des cures d'harrhenal en injection. Il ne tousse pas, malgré son âge avancé, il vit de la vie commune, mange d'excellent appétit, fait des promenades.

L'auscultation permet de constater un tel changement dans

l'état local, qu'on a peine à croire à l'existence de son ancienne lésion si nettement circonscrite et si rapidement transformée chez un homme de soixante ans.

Le malade, d'une taille de 1 m. 80, très robuste toute sa vie, était en outre un arthritique, son terrain de défense l'avait immunisé admirablement, contre une infection brutale.

Actuellement il va, vient et présente toutes les apparences de la santé, il pèse 89 kilos.

Examen bactéréologique pratiqué au début de la maladie.

Eléments histologiques. Cellules épithéliales pavimenteuses. Globules muqueux et leucocytes. Hématies régulières colorées très rares. Epithélium alvéolaire pigmenté. Granulations grises et albuminoïdes.

Eléments parasitaires.

A. Microcoques (forme staphylocoques).

B. Pneumocoques.

C. Streptocoques.

D. Sarcines, très nombreux amas.

E. Bacille de Koch extrêmement rares disposés d'une façon très irrégulière (certaines préparations n'en renferment pas). Ils sont toujours isolés, rarement droits, mais incurvés ou tordus.

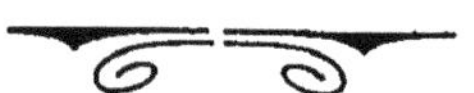

Analyse d'urine de M. D.

I. Propriétés organoleptiques

1. Couleur : rouge.
2. Aspect : boueux.
3. Transparence : nulle.
4. Consistance : très dense.
5. Surface : nette.
6. Dépôt : Abondant pulvérulant.
7. Sédiment : Abondant amorphe.
8. Agitation : mousse peu persistante.
9. Fluorescence : normale.
10. Odeur : un peu forte.

II. Généralités

ESSAIS	URINE EXAMINÉE	URINE NORMALE
Réaction Chimique	acide libre	Acide par sels acides
Densité corrigée à 15° C . .	1034.3	1017°8
Intensité de coloration . . .	5.6	3°7

III. Examen histologique

ÉLÉMENTS CRISTALLINS
- Acide urique régulier, mâcles et allongé.
- Oxalate de chaux amorphe.

ÉLÉMENTS FIGURÉS
- Cellules épithéliales pavimenteuses.
- Leucocytes (rares).

IV. Recherches bactériologiques

Éléments constatés : .....

V. Recherches physiologiques

Coefficient d'oxydation :

Rapport $\frac{\text{Az. urée}}{\text{Az. total}}$ .... = —— = o/o

Coefficient urotoxique :

Rapport $\frac{p\ v}{n\ k}$ .... = —————— = c.c.

Coefficient cryoscopique :

Point de congélation =

VI. Résultats docimasiques

ÉLÉMENTS CONSTATÉS	Dosages par litre d'urine examinée 1	Dosages par 24 heures d'urine examinée 2	Normales en 24 heur. pour une unité urologiq. 3	Normales en 24 heur. pour le sujet examiné 4	Rapports à la normale représen. par 100 5
		c. c.	c. c.	c. c.	
Volume des 24 heures.......		500	24.00	1586	37
Normaux	gr.	gr.	gr.	gr.	
Eléments fixes à + 100° C...	81.59	40.80	1.00	64.00	63
Acidité totale (dosée en Ph O5)	7.26	3.63	0.03	1.92	189
Chlore (des chlorures)......	9.37	4.68	0.10	6.40	73
Urée......................	31.97	15.98	0.45	28.80	55
Acide urique (total).........	0.77	0.39	0.01	0.64	61
Acide phosphorique (total) ..	2.52	1.26	0.05	3.20	39
Urobiline	1.60	0.80	0.01	0.64	123
Uroérythrine	0.96	0.48			
Indican ....Abondant.			traces	traces	
Skatol ....Abondant.			traces	traces	
Leucomaïnes...traces nettes.			traces	traces	
Suffocyanures..traces faibles.			traces	traces	
Mucine (mucus), Abondante.			traces	traces	
Azote total			traces	traces	
Chaux....................			0.233		
Magnésie.................			0.005		
Soude....................			0.005		
Potasse			0.100		
Acide sulfurique			0.050		
Souffre total			0.155		
Sels totaux			0.865		
Anormaux					
Acides libres : lactique......	4.71	2.36			
— éthyldiacétique					
Acétone					
Oxalate de chaux...........	traces				
Glucose (sucre diabétique)...					
Indol......................					
Acides biliaires.............	traces	très	faibles		
Pigments biliaires...........	traces	très	faibles		
Uromélanines					
albumines: Pyide (pus)					
albumines: Sérina (albumine vraie)...	traces	très	faibles		
albumines: Hémoglobine (sang dis)..					
albuminoïdes: Propeptones					
albuminoïdes: Peptones	1.12				
albuminoïdes: Syntonines.............					

NOTES : 1, travail du laboratoire ; 2, ce qu'urine le malade ; 4, ce qu'il doit uriner ; 5, rapport p. 100 de ce qu'il urine à ce qu'il doit uriner.

VII. Tracé séméiologique

Rapports %	Volume	Éléments fixes	Acidité	Chlore	Urée	Acide Urique	Acide Phosph.	Urobiline
290								
270								
250								
230								
210								
190								
170								
150								
130								
110								
Normale								
90								
70								
50								
30								
10								

VIII. Résumé comparatif

Cette urine diffère d'une urine normale par

1. L'augmentation des éléments normaux,
   absolue : Acidité, urobiline, indican.
   relative : Skatol.
2. La diminution des éléments normaux,
   absolue : d'ensemble.
   relative : phosphate.
3. La présence des éléments anormaux,
   Acide urique, oxalate, peptones, principes biliaires.

Paris, le 14 Novembre 1902.

Le Directeur du Laboratoire,

ILLISIBLE.

OBSERVATION III

Observation de tuberculose à forme torpide. — Chez ce malade, des tentatives de suralimentation ont abouti à de l'auto-intoxication gastro-intestinale avec insomnie, température, troubles cardiaques, albumine.

C. L..., 24 ans. Nice, 1900. Poids, 52 kgr. 160. Mère et frère morts de tuberculose. Le malade lui-même a eu une hémoptysie il y a trois ans. Depuis traité pour de la tuberculose. Nous sommes demandé en mars auprès du malade dont l'état général, depuis quelques jours, donne de l'inquiètude à son entourage.

EXAMEN

Poumons à gauche.	Au sommet, en arrière, frottements, râles fins, crépitants. En avant, sous la clavicule, râles crépitants.
Poumons à adroite.	En arrière, matité légère, frottements, respiration rude, expiration prolongée. En avant, rien d'anormal.
Cœur.	Pas de souffle, mais léger bruit de galop.
Foie.	Déborde légèrement les fausses côtes.
Estomac.	Très dilaté. Le malade souffre de gonflements après les repas.
Intestin.	Constipation fréquente suivie de débâcles. Langue très sale.
Etat général.	Très mauvais. Dès que le malade veut faire un effort un peu brusque, la respiration devient courte, haletante. Les battements du cœur sont précipités. La température oscille entre 37° le matin et 37-38° le soir.
Crachats. Examen microscopique.	L'examen donne 8 à 10 bacilles de Koch par champ visuel, et quelques streptocoques avec un grossissement 1.200.
Examen des urines.	Indique de l'anurie, de la phosphaturie et 42 centigrames d'albumine par vingt-quatre heures.

Traitement suivi à cette époque :
1° Cure d'air ;
2° Injections de cacodylate de soude ;
3° Suralimentation.

La *suralimentation* était ici un véritable gavage à en juger par ce qui suit :

1° *Aux repas.*	Potages, viandes grillées, poissons, féculents, dessert, champagne, café.
2° *En dehors des repas.*	5 à 6 œufs par jour, 2 litres de lait, tartines de beurre, viande crue, suc de viande.

Le tableau de la viande crue et du suc de viande fera voir à quelle dose, en dehors d'une nourriture très suffisante le malade était parvenu.

		SUC DE VIANDE	VIANDE CRUE
Janvier	30	480 gr.	145 gr.
Février	1er	550 »	135 »
—	2	550 »	105 »
—	3	550 »	110 »
—	4	510 »	130 »
—	5	550 »	75 »
—	6	550 »	60 »
—	7	600 »	125 »
—	8	510 »	125 »
—	9	600 »	185 »
—	10	580 »	120 »
—	11	530 »	» »
—	12	560 »	120 »
—	13	600 »	125 »
—	14	580 »	120 »
—	15	» »	65 »
—	16	» »	80 »
—	17	» »	90 »
—	18	» »	110 »
—	19	570 »	55 »
—	20	520 »	» »
—	21	540 »	75 »
—	22	610 »	120 »
—	23	525 »	60 »
—	24	590 »	» »
—	25	550 »	100 »
—	26	620 »	50 »
—	27	500 »	45 »
—	28	630 »	» »
Mars	1er	570 »	80 »
—	2	425 »	» »
—	3	456 »	» »
—	4	» »	» »
—	5	» »	» »
—	6	» »	» »

La dilatation d'estomac — l'atonie intestinale — les phénomènes secondaires tels que les cauchemars, les indispositions subites la nuit vers 2 heures du matin, l'albumine constatée dans les urines, nous conduisent à songer qu'en dehors de l'infection bacillaire le malade présente des symptômes d'auto-intoxication gastro-intestinale. Le tuberculeux est un dyspeptique avec dilatation par atonie que la suralimentation surcharge de toxines.

Nous soumettons le malade à des lavages de l'intestin, au sulfate de magnésie à doses fractionnées et quotidiennes, à l'eau de Montmirail prise deux fois par semaine.

Comme alimentation, régime lacté, quelques légumes en purée.

Après une quinzaine de jours, la température est descendue progressivement à la normale. Le malade a des nuits d'un sommeil tranquille mais l'atonie gastro-intestinale persiste. Le Dr Frémont demandé en consultation fait un examen du suc gastrique qui donne de l'*hypochlorhydrie* très nette.

Un régime est institué. Régime alimentaire et *gastérine*. Continué pendant trois mois environ ce régime permet au malade de reprendre peu à peu une alimentation azotée, des féculents.

Dans la suite, on augmente progressivement la dose alimentaire quotidienne, tout en surveillant de très près le fonctionnement du tube digestif, antisepsie intestinale, purgatifs légers, lavages de l'intestin, *gastérine* à petites doses, massages de l'estomac.

Les symptômes aigus disparaissent peu à peu, le traitement spécifique de l'affection bacillaire repris dès lors procura au malade une amélioration qui dure encore.

Examen d'urine fait en pleine suralimentation mal dirigée avec auto-intoxication gastro-intestinale et albumine.

Volume 700 cc.

	par litre	par 24 heures	
Urée	18,40	12,88	1/50e
Acide urique	0,36	0,252	
Acide sulfurique	3,12	2,18	1/38e
Chlorure de sodium	9.34	9,34	
Chlore	5,56	3,96	
Acide phosphorique	4,86	3,40	
Acidité totale en $Ph^2 O^5$	3,10	2,17	
— *en* $SO^4 H^2$	1,60	1,085	

Albumine 0.42 *centigrammes par* 24 *heures.*

OBSERVATION IV

Observations de malade tuberculeux et syphilitique suivi pendant 7 ans. — Guérison.

V. A. 31 ans.

Mère tuberculeuse, morte ; père vivant.

Antécédents personnels bronchites fréquentes en 1894. broncho-pneunonie.

Depuis cette époque, bronchite bacillaire chronique. — Hemoptysies, amaigrissement, fièvres, sueurs jusqu'en 1896.

En 1896, légère amélioration — la poussée active de la maladie passe par une forme torpide.

En 1897, le malade prend la syphilis.

A cette époque nous sommes appelé à soigner M. V.

Il présente des lésions des deux sommets avec prédominance à gauche en avant et en arrière.

Induration et frottements à droite.

Frottements et râles crépitants à gauche, en arrière fosse sus-épineuse, en avant région sous-claviculaire.

Le malade a de la toux, des crachats teintés de sang et même le matin franchement sanguinolents, de la température le soir. Il a beaucoup maigri.

L'examen bactéréologique donne un résultat positif pour le bacille de Kock.

L'examen des urines indique une déminéralisation très accentuée.

TRAITEMENT

Cure d'air de repos, injections d'huile créosotée au 1/15, dans la suite, injections de cacodylate de gaïacol.

Par intervales, gouttes d'une préparation d'Ichyol et créosote.

Les voies digestives extraordinairement bonnes permettent une alimentation très abondante.

Par intervalles le traitement de la tuberculose est remplacé par le traitement de la syphilis. — Pilules ou injections de biiodure, iodure, etc.

L'été, le malade fait une cure au Mont-Dore où il soigne surtout une rhino-pharyngite ancienne.

En 1897, le malade pesait 65 kil. 500.

Depuis 1892, l'amélioration a été si manifeste qu'il a pu reprendre toutes ses habitudes ; abandonner le traitement sévère tout en demeurant soumis à des règles d'hygiène.

A cette époque un examen radiographique permet de confirmer les apparences stéthoscopiques.

Adroite, légère diminution du murmure vésiculaire.

A gauche, frottements et rales disséminés au sommet en avant et en arrière.

Depuis l'amélioration locale et générale ont persisté. Le made surveille sa tare syphilitique, il peut excursionner, vivre sans faire d'excès comme les gens de son âge ; il pèse 75 kilos.

Les crachats recueillis ne présentent pas de bacilles.

OBSERVATION V

Tuberculeux cardiaque et dyspeptique. — Chez ce sujet, le traitement de l'affection au second degré n'a pu être suivi pendant cinq années que grâce à la surveillance étroite du tube digestif.

M. L. P. vu pour la première fois en 1895.

Antécédents personnels : Enfance délicate ; il y a cinq ans a été traité pour de la dyspepsie avec hyperchlorhydrie par M. Hayem.

Antécédents héréditaires : En 1895, à notre premier examen, le malade, dont l'état général est très mauvais ,présente :

Poumon à gauche.	En arrière, au sommet, craquements, râles humides en avant, râles crépitants.
Poumon à droite.	Frottements, respiration rude.
Cœur.	Souffle à la pointe au premier temps.
Estomac.	Dilatation et atonie.
Larynx.	Granulations, œdème des cordes vocales.
État général.	Très mauvais, fièvre, sueurs nocturnes, amaigrissement.

TRAITEMENT

Antisepsie des voies respiratoires, inhalations, gargarismes, cure hygiènique, cure d'air, cure thérapeuthique, injections d'huile créosotée au 1/15 (méthode de Gimbert). Régime alimentaire : lait, œufs, viandes grillées, féculents, poissons, beurre et deux fois par jour, peptone sèche dans du bouillon.

Durant deux années ce traitement a été interrompu très fréquemment par des accidents du tube digestif : embarras gastrique et enfin dyspepsie hyperacide qui a nécessité un régime particulier composé de lait, d'œufs, de féculents, un peu de poisson et très peu de viande.

Durant ces deux années, l'infection tuberculeuse n'a pas subi de grands changements ; le malade a de la toux accompagnée de crachats surtout le matin. Par crises les poumons subissent des poussées congestives qui s'amendent avec les révulsifs : pointes de feu, ventouses, etc.

De 1897 à 1898, une transformation nette s'opère dans le malade. Le régime sévère et la surveillance du tube digestif ont permis une alimentation sinon abondante, du moins régulière. Le malade a dû cependant à la suite d'une ou deux crises d'hyperacidité se faire des lavages d'estomac auxquels du reste il est habitué. Sous l'influence du régime alimentaire du côté estomac, sous l'influence de l'antisepsie pulmonaire, des révulsifs, de l'hygiène générale, d'un traitement du larynx par un spécialiste, enfin d'une cure d'air et de lait à la campagne durant l'été, une amélioration très manifeste se montre vers le milieu de 1898, et quoique les troubles digestifs n'aient jamais permis la suralimentation tentée à plusieurs reprises sous forme de viande crue et de jus de viande, à la fin de 1898, le malade pèse 60 kilogrammes — 10 kilogrammes de plus qu'en 1895 ; les sueurs et la température avaient disparu, l'appétit était bon, les lésions pulmonaires en voie de régression se localisant seulement au sommet gauche.

Au régime alimentaire, on associa une solution chlorhydrique à prendre aux repas.

A ce moment des symptômes de dilatation d'estomac se montrèrent de nouveau, et l'examen prouva que le malade, jusqu'alors hyperchlorhydrique était devenu franchement hypochlorhydrique.

En 1899-1900, le malade put supporter facilement des atteintes de grippe qui détermina seulement des poussées congestives, au sommet gauche, de courte durée.

En 1901, le malade qui, autrefois, s'était plaint à rares intervalles de palpitations, eut à souffrir de symptômes cardiaques nouveaux. L'auscultation révéla de l'hypertension cardiaque et artérielle, probablement secondaire à de l'auto-intoxication d'origine gastrique.

L'examen des urines révéla des urates et de l'acide urique en excès, des traces d'albumine. On institua donc un traitement basé sur le régime alimentaire lacto-mitigé, et des diurétiques et toniques du cœur : iodure de caféine, iodure de sodium, etc.

Les symptômes s'amendèrent pour reparaître en 1902. Une analyse, faite en mai 1902 par M Gautrelet, démontre bien qu'il s'agissait de troubles vasomoteurs secondaires à des troubles fonctionnels du foie, à de la dyspepsie catarrhale hypochlorhydrique, à de la neurasthénie par auto-intoxidation.

Le fonctionnement défectueux du tube digestif chez ce malade a toujours été le grand obstacle au traitement de sa maladie.

Il est à remarquer cependant que, grâce à la surveillance établie de ce côté, la cure anti-tuberculeuse a pu être suivie de très près.

Le malade est aujourd'hui en voie de guérison. Le poumon droit, à l'auscultation, paraît normal ; le poumon gauche présente seulement à son sommet et en un point très limité, de la matité et des frottements, pas de toux, pas de crachats, à l'examen pas de bacilles. Enfin malgré l'*impossibilité de la suralimentation*, M.

L., qui en 1895, pesait 50 kilogrammes pèse actuellement 62 kil. 500. Son état général est excellent. Il dirige avec facilité un commerce très important, et l'on peut dire que M. L. n'est plus un tuberculeux mais un dyspeptique chez lequel les écarts de régime déterminent des troubles secondaires à de l'auto-intoxication, troubles cardiaques et apparition d'albumine.

POIDS

1893. —	Octobre	51	kgr.	200
1894. —	Janvier	53	«	
	Février	52	«	500
	Mars	51	«	500
	Avril	50	«	500
	Juillet	49	«	600
	Octobre	32	«	500
1895-97. —	Juillet	50	«	
	Septembre	56	«	
	Octobre	57	«	
	Décembre	59	«	500
1898. —	Mai	60	«	400
1899. —	Janvier	59	«	400
	Mai	60	«	
	Octobre	62	«	500
1900. —	Janvier	64	«	
	Mai	63	«	
	Avril	63	«	
1901. —	Août	64	«	
1902. —	Février	62	«	
	Mai	61	«	
1903. —	Janvier	62	«	500

Liquide stomacal

		23 février 1892			24 octobre 1892			21 avril 1893			25 janvier 1894		
		Hyper +	Normal =	Hypo —	Hyper. +	Normal =	Hypo —	Hyper. +	Normal =	Hypo —	Hyper. +	Normal =	Hypo —
Acidité totale....	A	254	......	......	300	......	......	274	......	......	296	......	......
HCl libre	H	95	......	......	160	......	......	120	......	......	......	45	......
HCl combiné	C	190	......	......	178	......	......	......	172	......	......	174	......
Chlorhydrie......	H + C	285	......	......	336	......	......	292	......	......	......	219	......
Chlore total......	T	283	......	......	401	......	......	375	......	......	346	......	......
Chlore minéral fixe	F	......	......	98	......	......	63	......	......	83	127	......	......
Coefficient	$\frac{A - H}{C}$	......	83	......	......	......	78	......	89	......	128	......	......
Coefficient	$\frac{T}{F}$	......	......	......	......	......	......	4.25	......	......	......	......	2.72
Peptones.................		assez abondants.			assez abondants.			assez abondants.			assez.		
Réactions de l'HCl........		constatées.			intenses.			constatées.			constatées.		
Résidu....................		coloré.			coloré.			coloré.			coloré.		
Acides gras...............		rien.			réaction faible.			réaction acétique faible.			rien.		
		Liquides abondants, peu de résidus alimentaires.						*Liquides abondants, peu muqueux.*					

ANALYSE D'URINE

Résultats docimasiques

Volume en 24 heures 900cc

ÉLÉMENTS NORMAUX	Dosage par litre d'urine examinée	Dosage par 24 heures	Normales en 24 heures pour le sujet examiné	Rapport à la normale représentée par 100
Eléments fixes à + 100° C.	53.18	47.86	70.00	67
Acidité totale dosée en (PHO3)	0.80	0.72	2.10	34
Chlore (des chlorures)	6.60	5.94	7.00	84
Urée	22.09	20.61	31.50	65
Acide urique (total)	0.32	0.28	0.70	40
Acide phosphorique (total)	2.10	1.89	3.50	54
Urobiline	0.32	0.28	0.70	40
Uroérythrine	0.20	0.18		
Leucomaïnes	abondantes.			
Mucine	traces nettes			

Éléments anormaux

Glucose (sucre diabétique)........ Traces très faibles non dosables

Acides biliaires .... Traces très faibles.

Sérine (albumine vraie)......... Traces nettes

Peptones .... 0,40... 0,36

ANALYSES D'URINE

Conclusions sméiologiques.

1° Aberration de la nutrition (arthritisme d'origine diathésique). forme hypo-désassimilatrice (hyperacidité virtuelle) ;

2° Troubles fonctionnels du foie ;

3° Dyspepsie catarrhale-hyperchlorydrique ;

4° Neurasthénie par auto-intoxication.

Résumé comparatif

Cette urine diffère d'une urine normale par :

1° L'augmentation des éléments normaux
absolue : leusomaïnes,
relative : chlorures ;

2° La diminution des éléments normaux :
absolue : d'ensemble,
relative : acidité-phosphates ;

3° La présence des éléments anormaux
glucose — acides biliaires.
peptones.

OBSERVATION VI

Tuberculeux cardiaque à insuffisance hépatique et albuminurie.

M. C. M., 35 ans. Pas d'antécédents héréditaires.

En 1895, a eu une congestion pulmonaire. Quelque temps après une hémoptysie se déclare. De 1895 à 1896, fut traité par les injections d'huile créosotée de Gimbert. En 1896-1897-1898, pas de traitement suivi.

Nous avons vu le malade en 1898-1899.

Poumons à droite.	Respiration rude, matité au sommet en arrière. En avant, rien d'anormal.
Poumons à gauche.	En arrière au sommet frottement, expiration prolongée.
Estomac.	Dilatation très nette ; le malade se plaint de mauvaises digestions.
Foie	Rien d'anormal à l'examen mais le malade a eu, paraît-il, des coliques hépatiques.
Cœur	Souffle à la pointe au premier temps d'insuffisance mitrale.
Examen des urines. en 1899, avant l'auto-intoxication intestinale.	Urates-acide urique — pas de sucre — pas d'albumine.

Etat général assez bon — le malade sort chaque jour, se livre à ses occupations sans trop de fatigue. Il fait de l'hygiène et se soigne fort bien — pas de température — poids 53 kil. 100.

Examen bactériologique	Bacilles tuberculeux n° 3 de l'échelle de Gaffky. Leur caractère est maladif, dégénéré.

En 1899-1900, nous avons suivi ce malade qui, sous l'influence d'une cure hygiénique et d'une cure thérapeutique était très amélioré.

De 1900 à 1901 nous l'avions perdu de vue, tout en ayant de ses nouvelles qui continuèrent à être bonnes. Fin 1901, commencement 1902, le malade revenu à Nice nous fit demander. Il arrivait d'un sanatorium suisse, où il avait fait un long séjour. Le malade se plaignait d'une douleur au genou, d'enflure au pied droit et de palpitations.

Notre examen eut comme résultat de constater l'œdème des membres inférieurs.

Les poumons, à l'auscultation. présentaient à peu près les mêmes symptômes que l'année présente, toutefois le sommet gauche paraissait le foyer d'une poussée congestive.

Le malade se plaignait également de crises stomacales survenant par périodes et s'accompagnant de vomissements surtout bilieux jaunes ou verdâtres.

Le cœur présentait à l'auscultation un bruit de galop très net.

L'estomac était dilaté, le foie très gros. L'examen des urines indiqua de l'urobilinurie, une diminution de l'urée, de l'indicanurie et enfin o gr. 50 d'albumine par litre.

Depuis quelque temps, durant son séjour au sanatorium, M. C. avait été suralimenté, gavé de parti pris à des heures déterminées avec des rations faites sur un type identique pour tous les hospitalisés. Le gavage, remède obligatoire et sauveur, avait abouti ici à de l'auto-intoxication avec insuffisance hépatique et albuminerie.

Le cœur, les reins et surtout le tube digestif, estomac et foie réclamaient un examen aussi sérieux que les poumons.

L'état général du malade relativement bon à son entrée au sanatorium était maintenant très mauvais. Ici la tuberculose jouait un rôle secondaire, les lésions étant relativement bénignes. M. C. qui aurait pu trouver un très grand bénéfice de sa cure d'altitude sous un climat très favorable, en revenait beaucoup plus malade et victime de l'obligatoire suralimentation.

L'amélioration que donna le régime lacté, puis l'alimentation mixte — des diurétiques, théobromines — lavements salés, etc., en fournit la preuve.

L'amélioration persiste encore actuellement sous l'influence du régime alimentaire nettement déterminé.

Résultat de l'analyse des crachats. — Dans les préparations on remarque des épithéliums alvéolaires et pavimenteux.

Beaucoup de globules blancs ;

Pas de fibres élastiques ;

Des bacilles tuberculeux n° 3 de l'échelle de Gaffky. Leur caractère est maladif, dégénéré.

Cocci et diplococci.

OBSERVATION VII

Tuberculeux porteur d'un abcès par congestion. — Après deux années de traitement a pu reprendre ses occupations interrompues. Est très bien depuis.

F. L. 34 ans, professeur. Pleurésie il y a six ans.

Pas d'antécédents héréditaires. Le malade désire nous consulter pour une douleur de la région fessière droite qu'il attribue à de la sciatique. A l'examen nous constatons : 1° sur la région fessière droite un léger empâtement ; 2° dans le pli de l'aine du même côté, du gonflement, de la douleur à la pression, une fluctuation à peine perceptible.

Le malade parait souffrir beaucoup. Son été général est mauvais, il a maigri et pèse actuellement 56 kilos.

L'examen des poumons nous révêle à droite, au sommet des frottements, quelques rales fins isolés.

A gauche, de la respiration rude, de l'expiration prolongée.

Une fonction exploratrice nous confirme le diagnostic d'abcès froid du pli de l'aine qui fut largement ouvert, drainé et lavé à l'eau oxygénée, etc.

L'état général fut traité par l'hygiène, le repos, avec alimentation spéciale.

Comme médication le malade fut soumis aux injections de cacodylate de gaïacol.

Le malade quitta Nice par la suite pour retourner dans sa famille où il continua à se soigner.

Cinq mois après le malade revint nous consulter. Il était complètement transformé.

Il pesait 61 kilos. L'état local pulmonaire très amélioré. L'appétit excellent.

Quelques mois après il reprenait les fonctions de professeur qu'il n'a plus abandonnées depuis. tout en continuant son traitement.

EXAMEN BACTÉRIOLOGIQUE FAIT A L'ARRIVÉE DU MALADE

Examen microscopique. — Cellules épitheliales alvéolaires en assez grand nombre.
Quelques leucoetes de pus.

Examen bactériologique. — 4 préparations
2 méthodes Erlich
2 méthodes Gram

Résultat positif. — Nombreux bacilles de Koch.
Microscopes disposés en chaînettes.
Rares diplocoques capsulis.

OBSERVATION VIII

Mademoiselle D. Tuberculose au début forme torpide. Insuffisance mitrale. Dysmeucorrhée. — Guérison.

Pas d'antécédents héréditaire. Pas d'antécédents personnels.

Nous sommes appelé pour la première fois auprès de la malade en 1896.

La malade a maigri, paraît-il depuis un an, elle pèse 48 kilos.

Elle tousse légèrement, a des crachats striés de sang, n'a pas d'appétit, fatigue à la moindre marche.

Aux époques menstruelles elle a accuse de violentes douleurs de dysmeueorrhée, de l'hypotension cardiaque et artérielle, des phénomènes congestifs du côté des poumons. Pas d'appétit.

A l'auscultation les poumons présentent à droite et à gauche au sommet, de la matité.

A droite, expiration prolongée, murmure vésiculaire affaibli.

A gauche, frottements et respiration rude. Du côté du cœur le rythme est irrégulier, on constate à la poitrine un souffle systolique doux aspiratif d'insuffisance mitrale.

Nous conseillons : 1° un traitement de l'état général ; friction d'alcool sur tout le corps, surveillance du tube digestif par les purgatifs, lavages de l'intestin, gastérine.

2° Traitement de la dysmeucorrhée les 7 jours présumés de l'approche des règles.

3° Traitement des voies respiratoires.

Gargarismes antiseptiques.

Injection d'huile créosotée au 1/15.

4° Cure d'air, de repos.

Durant deux années Mademoiselle D. a présenté des poussées congestives de son état aigu, poussées intermitentes suivies d'acalmie.

La troisième année l'amélioration s'est faite nettement.

La quatrième année l'état pulmonaire était complètement transformé.

Entre temps, nous avions eu à combattre l'adynamie cardiaque par des préparations de digitale, la spartème.

Nous avions combattu une déminéralisation intense indiquée par l'examen des urines, par les préparations phosphoriques.

La cinquième année la malade put supporter victorieusement une crise appendiculaire qui céda à un traitement d'observation avec glace, grands lavages de l'intestin, immobilité, etc.

Le contre coup sur l'état général ne fut pas trop pénible.

Aujourd'hui Mademoiselle D. présente tous les indices d'une bonne santé.

OBSERVATION IX

Observation de pré-tuberculose et période de germination.

B., 14 ans. 1900 — Antécédents maternels.

Depuis quelques mois fatigue générale, amaigrissement, toux légère.

A l'auscultation, à gauche au sommet en arrière : frottements, respiration rude.

A droite, murmure respiratoire affaibli.

Poids, 35 kilos 500, janvier 1900.

Traitement, hygiène corporelle, cure d'air, alimentation, viande crue, œufs, etc.

Traitement thérapeutique — Cacodylate de Gaïacol.

L'amélioration se fait progressivement.

En juin 1901, l'enfant a gagné 8 kilos.

La respiration est large, facile. A droite la respiration est presque normale ; à gauche un peu de rudesse encore, pas de toux. excellent appétit.

L'enfant reprend ses études interrompues depuis six mois.

Durant deux années encore, nous avons eu de temps en temps la visite du jeune B. L'amélioration a persisté, il est aujourd'hui aussi bien que possible et n'a jamais été obligé depuis d'interrompre ses études.

ANALYSE DES URINES

Faite au début de la cure. — Déminéralisation du terrain

PROPRIÉTÉS PHYSIQUES

Volume 1,150cc. Dépôt abondant. Consistance épaisse ne mousse pas.
Couleur 6 B Vogel. Odeur empyreumatique.
Aspect très trouble. Réaction neutre. Densité 1,024.

RÉSULTATS DOCIMASIQUES

	ÉLÉMENTS	DOSAGE PAR LITRE *	DOSAGE par 24 heures **	NORMALES pour le COEFFICIENT : 64 ***	RAPPORTS AUX NORMALES ****
ÉLÉMENTS NORMAUX	Volume	»	1,150	1,500	76
Éléments dissous	Éléments fixes	52,40	60,26	64	94
	— *minéraux* (1)	17,80	20,47	»	»
	— *organiques*	34,60	39,79	»	»
Éléments azotés	Urée	27,83	32,00	28,80	111
	Acide urique	0,48	0,55	0,64	85
	Azote total (calculé) en urée)	34,59	39,76	32,00	124
Éléments constitutifs	Chlore	4,54	5,22	6,40	81
	Chlorure de sodium	7,50	8,62	»	»
	Soude	3,90	4,48	»	»
	Acide phosphorique	1,94	2,23	3,20	69
	Magnésie	0,08	0,09	»	»
	Chaux	0,14	0,16	»	»
	Acide sulfurique	2,80	3,22	3,20	100 N
	Sulfate de potasse	6,30	7,24	»	»
	— *de soude*	4,90	5,63	»	»
	— *de chaux*	4,20	4,83	»	»
	Urobiline	0,90	1,06	0,64	165
	Acidité totale (2) dosée en PhO5	1,71	1,96	1,92	162

ÉLÉMENTS ANORMAUX		
Albumine (Sérine)	Absence totale.	
— Globuline	—	
Musine	—	
Glycose	—	
Acides biliaires	Grande quantité, réaction nette.	
Pigments biliaires	0	
Indican	Réaction très caractéristique.	
Skatol	Traces.	
Peptones	Traces.	
Acétones	0	
Pus	Réaction franche	
Cystine	0	
Inosite	0	
Indol	Excès	
Oxalate de chaux	0,17	0,19
Sulfocyanures	0	

* Cette colonne donne le poids des éléments normaux et anormaux contenus dans un litre d'urine.
** Cette colonne, la plus importante, donne le poids des éléments normaux et anormaux émis en 24 heures par le mal.
*** Cette colonne donne la quantité d'éléments que le malade *aurait dû* éliminer en 24 heures.
**** Cette colonne indique les rapports o/o qui existent entre les éléments éliminés par le malade et ceux qu'il *aurait dû* éliminer.

(1). *Les éléments dont les noms sont inscrits en italique sont, ceux qui ne sont pas recherchés dans les analyses complètes ordinaires.*

OBSERVATION X

Période de germination tuberculeuse favorisée et aggravée par un état dyspeptique négligé.

Mlle A... 18 ans. — Pas d'antécédents héréditaires.

Vue antérieurement par M. le professeur Grasset qui trouva un sommet droit douteux, prescrivit de l'hygiène générale et de l'hypophosphite de chaux ; plus tard par un confrère de Paris qui la mit au régime de la viande crue et du jus de viande ; enfin, par un confrère de Vichy qui l'envoya à Nice en 1900.

A cette époque nous examinons Mlle A... La malade a maigri de 2 kg. 500. Le visage présente une teinte subictérique très marquée, elle n'a aucun appétit et se plaint de lassitude. Elle tousse un peu le matin, mais ne crache pas.

A l'examen nous constatons.

Poumon à droite. — Au sommet de la respiration rude et de l'expiration prolongée en arrière.

Poumon à gauche. — En avant rien d'anormal, rien de net.

L'état du poumon nous paraît peu en rapport avec l'état général.

Le Cœur. — Paraît normal, mais la malade se plaint de palpitations survenant surtout la nuit.

Estomac. — La malade n'a pas d'appétit avons-nous dit ; elle est oppressée après les repas, elle a parfois des indigestions accompagnées de syncopes ou de vomissements.
A l'examen l'estomac très dilaté clapote au moindre mouvement.

Le foie. — Déborde les fausses côtes.

Les urines ne renferment ni sucre ni albumine, et n'indiquent qu'une grande déperdition de phosphate et de chlorure.

La résion pulmonaire chez Mlle A. est donc des plus bénignes. Par contre, les voies digestives présentent une atonie presque complète avec dilatation stomacale, intoxication gastro-intestinale.

Nous supprimons le régime qu'elle suivait jusque-là : viande crue, jus de viande, suralimentation.

Nous ordonnons comme hygiène du tube digestif des lavages de l'intestin quotidiens à l'eau boratée.

Deux fois par semaine, à jeun, un grand verre d'eau de Montmirail.

Au milieu du repas de midi un verre à Bordeaux d'une solution chlorhydrique à 4/1000, à prendre par série de huit jours.

Comme alimentation, des œufs, du lait, des purées de légumes, des potages, du pain grillé, du poisson, des féculents, café, eau pure et bière.

Nous traitons en même temps la période de germination tuberculeuse par des injections de cacodylate de gaïacol, par des révulsifs aux sommets : pointes de feu, gargarismes et lavages de la cavité buccale avec une solution mentholée ; cure d'air et de soleil. Le mieux ne tarde pas à se produire : et deux mois après le début du traitement, les voies digestives en meilleur état permettent d'ajouter des viandes blanches, des viandes grillées. La malade engraisse. A ce mieux de l'état général correspond un mieux à l'auscultation du sommet douteux. L'été suivant, la malade retourne à Vichy et, sur notre indication, elle consulte M. le Dr Frémont.

L'examen du *suc gastrique*, fait par M. le Dr Frémont, indique de l'hypochlorhydrie.

La malade suivie au point de vue du tube digestif est mise par M. Frémont au régime du suc gastrique naturel et en ressent rapidement les excellents effets : elle prend une moyenne de 200 grammes de gastérine par jour pendant quatre mois et augmente de 6 kilogrammes.

L'année suivante elle suit encore une cure de gastérine.

Elle digère et assimile, va de mieux en mieux. Actuellement elle est aussi bien que possible.

Mlle A., traitée pour de la tuberculose suivant le schéma habituel, était donc surtout une dyspeptique. Son très mauvais état général n'était secondaire que pour une très faible partie à l'évolution tuberculeuse encore à la période de germination. La suralimentation chez cette malade n'aurait pu qu'augmenter les troubles dyspeptiques et par suite favoriser l'évolution de l'affection bacillaire sur un terrain privé de plus en plus de ses moyens de défense naturels.

Le traitement de son état dyspeptique a permis d'enrayer très facilement l'évolution de la période pré-tuberculeuse.

OBSERVATION XI

Tuberculeux syphilitique. dyspeptique, hypochlorhydrique. Symptômes graves d'auto-intoxication gastro-intestinale.

V. A..., 38 ans. Pas d'antécédents héréditaires.

A 18 ans, excès vénériens. Jusqu'à 24 ans, surmenage physique.

A 25 ans syphilis.

A 32 ans, première hémoptysie.

Un an après, seconde hémoptysie.

Dans la suite trois autres hémoptysies.

En 1898, nous voyons le malade pour la première fois.

Poumon à gauche	Frottements, râles humides.
Poumon à droite	Craquements, râles crépitants.
Cœur	Rien d'anormal.
Estomac	Pas de signe de dilatation, mais digestions pénibles au dire du malade.

Poids 65 kilogrammes.

M. A.., passe des nuits très fréquentes au dehors, a une vie très agitée. Excès de toute nature.

Le traitement jusqu'à cette époque a été gaïacol, liqueur de Fowler, pointes de feu. Le malade qui, à chaque hémoptysie, a promis de se soumettre à un traitement sérieux, oublie ses promesses dès que les forces reviennent et reprend sa vie de fatigue.

Nous soumettons le malade au traitement suivant : injections d'huile créosotée au 1/15, 15 grammes, asepsie buccale par un gargarisme antiseptique. cure d'air et de repos, lever tard, coucher de bonne heure, fenêtres ouvertes.

Alimention azotée abondante ;

Révulsifs par les pointes de feu.

Le mieux ne tarde pas à paraître.

Dans le milieu de l'hiver 1898 à 1899, le malade a une hémoptysie très grave. Notre enquête nous révèle que depuis quelques jours il a repris sa vie agitée d'autrefois, mauvaise hygiène, nuits de cercle.

Le malade fut mis en observation très sévère. De 1899 à 1900 il eut encore deux hémoptysies durant l'hiver. Son traitement consistait en injections de cacodylate de gaïacol, cure d'air, révulsifs, nourriture abondante, mais par petits repas. Le malade digérait admirablement et pesait 69 kilogrammes.

En 1901, il commence pour la première fois à souffrir de

mauvaises digestions. Ballonnement après les repas, insomnies durant la nuit, cauchemars, l'estomac est dilaté, par poussées le foie présente de l'hypertrophie. Enfin du côté du pouls on constate de l'hypertension très nette.

Du côté des voies respiratoires on constate à l'auscultation une grande amélioration : matité légère aux deux sommets, quelques frottements, de la respiration rude à droite.

Pas de toux, pas d'expectoration.

Il y a donc eu malgré les écarts de régime du malade un mieux très manifeste dans la tuberculose elle-même.

Par contre, le tube digestif présente des symptômes de dyspepsie avec atonie et dilatation d'estomac avec auto-intoxication, gastro-entérite.

Nous soumettons le malade au traitement spécial suivant : lavages quotidiens de l'intestin avec de l'eau bouillie boratée.

Un verre d'eau de Montmirail par semaine, le matin à jeun. Au milieu du repas de midi un verre à Bordeaux d'une solution d'acide chlorydrique à 4/1000.

Le malade pèse 65 kil. 500.

L'état général se maintient assez bon jusqu'en 1902. A ce moment, de lui-même, M. V. a voulu faire de la suralimentation.

Il prenait du jus de viande, des œufs en quantité, des viandes grillées. Les troubles dyspeptiques se montrent de nouveau.

L'estomac est très dilaté, le foie gros. La nuit, les cauchemars reparaissent et, dans l'espace de quatre à cinq mois, le malade tombe à 59 kgr. 500.

L'état des poumons n'indique aucune aggravation. Respiration rude aux sommets, matité à droite.

C'est donc du côté du tube digestif exclusivement qu'il faut chercher la cause du dépérissement du malade. A ce moment, nous donnons à M. V. la gastérine de Frémont qui nous avait déjà réussi dans les observations I et III. Sous l'influence de la gastérine à la dose de trois semaines environ, le malade se nourrit très suffisamment et sans troubles dyspeptiques. Il digère normalement, dort, et son poids remonte progressivement.

M. V. représente bien le type du tuberculeux à forme torpide avec dyspepsie hypoacide, poussées d'auto-intoxication secondaire. Les crises d'intoxication gastro-intestinale ont constamment entraîné chez le malade des poussées de déminéralisation.

Ici encore l'état dyspeptique était le plus grand auxiliaire de l'évolution tuberculeuse.

Voici l'analyse des crachats pratiquée à diverses époques par MM. Colin et Ardoin et l'analyse d'urine :

Analyses des crachats, 3 mars 1897

Couleur blanc grisâtre, sans stries sanguinolentes. Consistance épaisse, gluante, élastique.

Eléments anatomiques observés :

Cellules épithéliales pavimenteuses. Epithélium des bronches. Globules muqueux et leucocytes. Fragments de tissu élastique. Hématies décolorées peu abondantes. Cellules des alvéoles recouvertes de granulations graisseuses. Globules graisseux très nombreux dont l'origine peut être en partie rapportée à l'absorption du lait dont la matière grasse est mélangée aux crachats.

Eléments parasitaires reconnus :

Microcoques divers associés en diplocoques et streptocoques de nature pyrogène

Micrococcus tétragènes *extrêmement abondants*. Bacilles de Kock peu nombreux. Certains points de la préparation n'en renferment pas.

L'élément dominant est le microcoque tétragène.

Analyse de crachats, 6 juin 1898.

Double coloration par le Ziehl et le bleu de méthylène.

Bacilles de Koch présents mais peu nombreux.

Quelques *cellules géantes* dans une seule des six préparations.

Microbes vulgaires nombreux.

Cellules d'endothélium pulmonaires rares.

Cellules embryonnaires et lymphatiques nombreuses.

En résumé ces crachats indiquent une tuberculose peu intense accompagnée actuellement d'inflammation bronchique et d'infection secondaire.

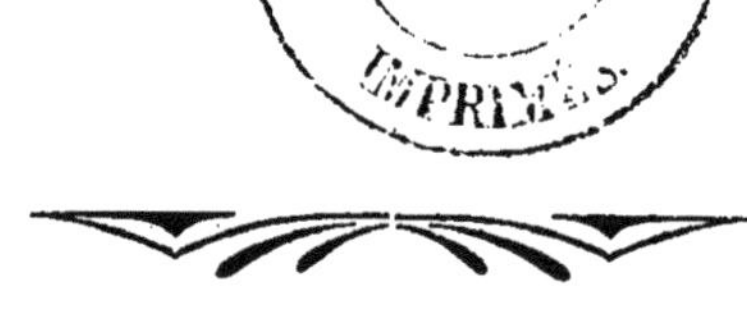

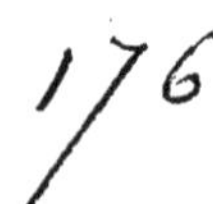

www.ingramcontent.com/pod-product-compliance
Ingram Content Group UK Ltd.
Pitfield, Milton Keynes, MK11 3LW, UK
UKHW021147220726
13924UKWH00003B/1057

9 782019 238261